APERÇU

SUR

LES VACCINATIONS

des Années 1811 et 1812;

Par Joseph=Auguste Massol,

Docteur en Médecine de l'Ecole de Montpellier, Vaccinateur des Cantons de Verfeil, Montastruc, Villemur et Fronton; Membre de la Société Médicale de Montpellier, Associé-Correspondant du Comité de Vaccine de Toulouse, et Ancien Chirurgien-Major d'Infanterie.

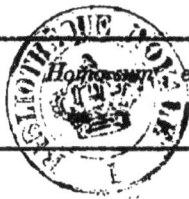

Homo sum, et nihil humani à me alienum puto.

TÉR.

TOULOUSE,

DE L'IMPRIMERIE DE CAUNES, RUE DES BALANCES.

Avec Permission.

1814.

Je n'ose point me flatter de ramener toutes les opinions à ma manière de penser. Il y aurait à cela trop de présomption, et bien peu de connaissance de l'esprit humain ; mais je crois que c'est un travail digne d'un ami de la vérité, de faire tous ses efforts pour la trouver, et de la montrer, quand il croit l'avoir rencontrée.

Je sais à quoi l'on s'expose, en cherchant à détruire certaines erreurs accréditées ; mais doit-on se taire, quand l'intérêt public exige que l'on parle ? Et si d'après les lois générales du développement de nos facultés, certains préjugés ont dû naître à chaque époque de nos progrès, il serait à désirer qu'on abolît ces erreurs, après avoir reconnu toutes les vérités nécessaires pour les détruire.

Mais, pour parvenir à un résultat aussi heureux, il faut que ceux en qui la société met sa confiance , soient dignes de la posséder , et que bravant les faux préjugés , qui ne font que des stupides ou des insensés , ils soient doués de ces sentimens mâles et généreux , qui forment le caractère distinctif de l'homme vertueux (pour qui le ridicule , qui est l'effroi des âmes timides) , devient une crainte puérile , qu'anéantit la présence de la raison. Incapables de se contenter de fausses lueurs , il faut que les médecins aient d'instruction , de lumières et de réflexion ; car celui qui ne pense point mûrement , étant incapable de se conduire lui-même , ne peut , sans présomption , tenir dans ses décisions la destinée de ses semblables.

Il faut aussi que , pénétrés d'une saine philosophie , ils pratiquent cette vertu distinctive de l'homme , si souvent foulée aux pieds par des êtres qui se disent raisonnables.

Quels motifs réels, en effet, peuvent-ils avoir d'être jaloux les uns des autres ? Est-il rien de plus contraire à l'humanité que d'entretenir entr'eux ces haines absurdes et déraisonnables, qui, divisant leurs opinions, retardent les progrès de la science, et rendent le genre humain victime de leurs inimitiés ? Qu'attendre d'ailleurs d'un être dont l'âme ne s'échauffe jamais du feu sacré de l'humanité !

Sera-ce une preuve de sagesse, de ne s'occuper qu'à faire des malheureux ? Les maux, si multipliés sur la terre, ne fournissent-ils point un assez vaste champ à l'industrie et au talent ? Eh ! pourquoi donc ne point se rechercher, s'aimer, se voir et se complaire ? Ce n'est qu'en s'éclairant mutuellement que l'on peut espérer de se rendre et meilleur et plus sage, et que l'esprit devient capable de faire réjaillir sur les autres les étincelles du feu qui l'embrâsent.

Les infirmités, qui nous assiègent de toute part, doivent nous intéresser aux

progrès des lumières; mais ces derniè-
res ne pouvant être que le fruit de la
méditation, il faut qu'un travail austère
remplisse leurs journées , que chaque
portion du temps soit consacrée au sou-
lagement de leurs semblables, et que
chaque heure, en fuyant , porte son
tribut à l'humanité.

Environné d'élémens nécessaires ou
utiles à son existence, forcé par sa nature
à entretenir des rélations intimes et multipliées avec les causes physiques ou
externes , au milieu desquelles il est
placé, l'homme ne peut se soustraire à
leur influence; elles changent , modifient
son être , et le disposent à contracter
des affections morbifiques. *Morbus et
sanitas sunt corporis affectus.*

L'action que ces causes exercent sur
l'économie animale , ou l'examen des
effets qui en résultent , sont bien dignes
de fixer les regards du médecin observateur; car, indépendamment des fléaux

destructeurs dont tous les hommes portent le germe funeste dans leur dépouille mortelle, la nature, pour ainsi dire, jalouse de jouir seule de l'immortalité, a conjuré, quoique à regret, par ses fatales productions, contre l'existence de ses enfans.

Chargé par Monsieur le Préfet de porter dans les cantons de Montastruc, Verfeil, Villemur et Fronton, les bienfaits de la vaccine, je dois des remercîmens à certains Maires, qui m'ont parfaitement secondé dans mes opérations.

Comme mon intention est de consigner leurs noms dans un autre mémoire, sans signaler ceux d'entr'eux qui ont manqué aux lois de la bienséance et de l'honnêteté, qu'il me soit permis de témoigner ici, publiquement, ma reconnaissance à ceux de ces Magistrats qui m'ont fourni et facilité les moyens de multiplier mes observations dans leurs communes,

Comme je n'ai point de motifs personnels à remplir, si je suis parvenu à réunir tous les faits sous un point de vue lumineux, à mettre du choix dans les matériaux, et de l'ordre dans leur emploi, ce sera assez pour mon ambition, et peut-être trop pour mes forces.

APERÇU

SUR

LES VACCINATIONS

DES ANNÉES 1811 ET 1812.

———

Si la médecine, dans son enfance, fut basée
sur des dogmes chimériques et ridicules, et
si, dans le siècle dernier, elle a été regardée
comme plus pernicieuse qu'utile par des hommes qui lui étaient étrangers, cette plainte
doit s'adresser plutôt à quelques médecins,
qu'à l'art lui-même.

Mais depuis que le génie de l'observation
et de l'expérience a éclairé la médecine, et
depuis que cette dernière, à son tour, s'est
unie à la philosophie, ses détracteurs ont
changé de langage, et ils ont reconnu que
cette science était la plus utile et la plus
nécessaire à la société. *Si ratio aliqua inveniri
possit, quæ homines sapientiores et ingenio-
siores reddat, quam hactenùs fuerunt, credo
illam in medicinâ quæri debere.* Descartes.

En effet, s'il est des hommes qui méritent

notre reconnaissance, et qu'on leur érige des autels, ce sont certainement ceux qui veillent sans cesse au bien et à la conservation de l'espèce humaine. On ne pourra jamais, sans ingratitude, leur refuser les hommages et le tribut de louanges qui leur sont dus; parce que membres d'un corps dont ils doivent procurer les avantages, c'est à eux qu'est imposée la tâche, non-seulement de triompher de ces fléaux destructeurs, mais encore d'en prévenir la formation et les ravages.

Si l'on admire le naturaliste, qui ne laisse rien échapper à ses recherches, qui poursuit la nature jusques dans ses détours les plus cachés; si l'on est plein d'étonnement pour l'astronome qui, à travers des peines multipliées et des travaux sans nombre, est venu à bout de mesurer les différens corps qui roulent sur nos têtes, de calculer leurs distances, leurs rapports, et la route qu'ils observent : convaincu de son utilité, tout esprit accoutumé aux conceptions positives, tout homme qui connaît les différentes méthodes qui conduisent à la vérité, sera forcé de préférer la médecine, parce qu'elle apprend à éloigner tous les maux auxquels est exposée la plus belle machine qui soit sortie du sein de la nature.

En développant les ressorts merveilleux de son art, on la voit conserver la santé aux gens robustes, fortifier les personnes faibles, écarter les maladies qui menacent de fondre sur nos têtes, guérir celles qu'on n'avait pu prévoir, rendre supportables les maux nécessaires, et alléger, enfin, les tourmens et les horreurs de la mort.

L'importance de cette science est si frappante et l'agrément si séduisant, qu'il semble, lorsqu'on la considère, que nul autre objet ne mérite notre attention. Les yeux justement charmés de l'éclat qui l'environne, ne s'en détachent qu'avec peine, et dédaignent de s'arrêter sur tout ce qui n'est pas marqué par un jour aussi lumineux.

Si l'on entre dans le détail de ses occupations, on est surpris des soins qu'elle demande, et de la multitude des connaissances qui lui sont nécessaires, pour en assurer le succès. D'un côté, on voit les vertus concourir avec elle, pour arracher de la nature des secrets qu'elle renferme dans son sein ; de l'autre, les sciences sont avec elle dans un commerce continuel, les unes pour lui servir de sujet de méditation, les autres pour l'aider de leurs lumières, et pour persuader qu'il est réservé à elle seule la gloire de faire la félicité commune.

Nous venons d'en éprouver les signes mani-
festes par un changement propice et une
révolution générale pour l'étude de l'homme.
L'esprit des découvertes en a ramené toutes les
parties, ou a reculé les limites de la science,
en s'élançant au - delà du cercle qui la ren-
fermait.

L'anatomie et la physiologie, basées sur des
lois fondamentales, forment déjà un corps de
doctrine plus régulier ; la chymie prend une
nouvelle face, et on lui trace la marche qu'elle
doit tenir.

Enfin, le destructeur d'une cruelle maladie
paraît, et après plusieurs siècles d'attente,
Jenner découvre un virus, qui, ayant la propriété d'atteindre également l'homme et la
brute, enchaîne le fléau de la petite vérole,
et ferme une des mille routes qui conduisent
chez les morts.

Mais malgré que l'introduction de la vaccine
soit une des époques les plus glorieuses pour
le bien de l'humanité, je ne sais, par quel
prestige, des craintes chimériques tiennent encore en suspens une partie des habitans de
nos campagnes, et les prive des avantages
inapréciables qu'elle procure. Ni les cris de
la nature, ni ceux de la raison, ne peuvent
persuader certains individus, qui, guidés par

un motif d'intérêt , semblent avoir pris à tâche
de maintenir une contagion qui porte la désolation dans les familles , et couvre si souvent
la société d'un deuil universel.

A examiner la route que prennent ces détracteurs , il est évident qu'ils suivent une
marche rétrograde aux progrès des lumières,
dans un sujet lié étroitement à l'intérêt de
l'humanité. On ne trouve jamais chez eux des
recherches exactes sur des faits avérés ; mais
toujours des raisonnemens sur des faits con-
trouvés ou dénaturés. On n'y voit jamais ce
doute méthodique qui écarte l'erreur et amène
à la vérité ; mais toujours des suppositions
dénuées de fondement, des craintes simulées,
des préjugés absurdes , dont le but réel est
de semer l'effroi dans les âmes , afin d'arrêter
le cours des expériences , et rompre la chaîne
des résultats heureux, qui ont placé la vaccine
au premier rang des découvertes utiles.

Sera-ce parce qu'elle est utile et précieuse ,
qu'on voudrait lui faire éprouver le sort des
découvertes salutaires , et que la mauvaise foi
l'accusera d'occasionner des maux imaginaires ?

Elle triomphera de tous les obstacles ; car,
si l'erreur forge les chaînes de l'ignorance, si
les préjugés les perpétuent , la vérité doit les

briser. Faite pour régner sur tous les êtres raisonnables, elle doit hâter la lenteur des pas de la raison humaine, et fouler toutes les entraves qui peuvent la retarder dans sa marche.

Qu'on cesse donc d'attaquer cette science, parce qu'on ne l'aime point, ou de la combattre, parce qu'elle est nouvelle.

J'invoque votre témoignage, observateurs intégres. Quel est le tableau fidèle de vos vaccinés ? L'aimable gaîté, compagne favorite de l'enfance, n'abandonne point vos malades, puisque dans une naïve surprise on se demande encore, si c'est donc là une affection morbifique.

Bénissons donc la main de celui, qui, le premier, arbora l'étendard de cette découverte; que nos cœurs, animés par la reconnaissance, servent d'autels à ce mortel généreux.

Et vous, sexe enchanteur, qui faites les délices de notre vie en nous charmant par votre beauté, consultez vos intérêts, et ne perdez point dans un instant ces agrémens que vous donna la nature. Si vous voulez les conserver, faites usage d'un moyen que l'art vous offre, et ne consultez point ces hommes insensibles qui n'apprécient que leur seul intérêt.

La vaccine garantit l'homme de la petite vérole, en opérant un changement dans notre organisation. L'expérience a entassé assez de preuves, pour justifier la chose devant le tribunal de la raison. Le doute de cette sublime découverte n'existe plus aujourd'hui, que pour ceux qui, entêtés par ignorance, rejettent les nombreux témoignages de la vérité.

Elle est, en effet, de toutes les barrières la plus puissante que l'on puisse opposer aux progrès de la contagion variolique, parce qu'en affranchissant l'universalité des citoyens de cette cruelle maladie, elle les met hors d'état de la contracter jamais, et finira même par la faire disparaître, faute de trouver d'aliment pour entretenir son foyer.

Je ne crois point ce succès impossible, si plusieurs hommes, déjà riches de leurs expériences, se réunissaient pour se partager les différentes petites véroles qui de temps en temps viennent se confondre avec les maladies endémiques, et privent les individus qui en sont atteints, des avantages que leur offre la vaccine.

C'est un vœu que je forme, avec d'autant plus de plaisir, que la médecine, en nous offrant déjà son accomplissement sur plusieurs points, contient encore de riches matériaux pour un plus grand perfectionnement.

Mais le changement qui se fait dans le corps humain par l'insertion du virus vaccin, et le développement de la tumeur, ne s'opèrent point sans une réaction du système général, qui fait alors connaître l'époque à laquelle se fait cette révolution, qui ôte au sujet vacciné la faculté d'être infecté par la contagion variolique.

Insérée sous l'épiderme, par une piqûre superficielle et horisontale, la vaccine produit une tumeur dont le développement présente les phénomènes suivans :

Pendant les quatre premiers jours, l'incision ne manifeste presque aucun signe d'infection; au cinquième, on y aperçoit un peu de rougeur et d'élevation. La tumeur augmente insensiblement jusqu'au huitième, époque à laquelle il survient, pour l'ordinaire, de la fièvre accompagnée de mal-aise, de nausées, quelque fois même de vomissemens, de chaleur à la peau, et parfois, un engorgement dans les glandes axillaires; dès ce moment la tumeur devient mieux circonscrite, plus circulaire, plus élevée que celle de la petite vérole inoculée, d'un jaune pâle et à demi-transparente.

Au

Au dixième jour la fièvre cesse, si elle a existé ; la tumeur s'entoure d'une belle efflo- rescence d'un rouge pâle, d'un à deux pouces de diamètre, qui dure deux jours, et qui quelquefois disparaît dans le centre plus promp- tement qu'à la circonférence. L'efflorescence bien formée, le bouton sèche du centre à la circonférence, et se convertit en une croûte dure, épaisse, brune ou noire, qui ne tombe, pour l'ordinaire, qu'au bout de vingt à vingt- cinq jours, et laisse après elle un creux peu profond.

Tel est le diagnostic de la vraie vaccine et le seul qui lui convienne. Quoique cette ma- ladie soit caractérisée, quand la pustule qui lui est propre s'est bien développée, néanmoins j'ai observé des cas qu'au lieu de sécher et de former une croûte régulière, la tumeur s'est changée en une plaie suppurante. Je dois dire cependant que les enfans sur lesquels j'ai fait ces observations, étaient atteints d'un vice psorique, ce qui doit dépendre, conséquem- ment, moins de la vaccine que de la forme particulière qu'avait imprimé à la tumeur la disposition morbifique du système cutané.

Mais si dès le second ou troisième jour après l'opération on voit paraître et s'élever rapide-

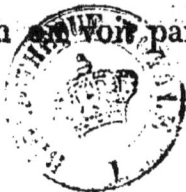

B

ment une tumeur considérable, accompagnée
d'une rougeur très-vive et d'une forte inflammation, on peut être certain que la vaccine
qui se développera sera avortée.

Elle sera également sans effet, lorsqu'il ne
paraîtra à la place de la piqûre, ni pustule, ni
vessicule, et lors qu'après une inflammation
ordinaire, tout d'un coup, vers le sixième
ou septième jour, la plaie suppure et forme
ensuite une croûte irrégulière.

Ces phénomènes, la précocité de l'éruption,
sa marche rapide, la promptitude de la des-
sication, tout annonce que c'est une fausse
vaccine, à laquelle n'est point attachée la belle
prérogative de préserver d'une maladie qui,
en devenant la sollicitude des âmes sensibles,
doit faire désirer les moyens d'arrêter ses
excès, pour s'opposer à ses ravages.

C'est pour avoir méconnu les caractères qui
différencient la vraie de la fausse vaccine, que
dans une commune voisine j'ai eu le désagré-
ment de voir mutilés certains individus qu'un
jeune chirurgien croyait avoir mis à l'abri de
a contagion variolique.

Comme de pareilles fautes sont très-nuisibles
à l'humanité, et retardent les progrès de la
vaccine, il serait à désirer pour la société de

ne point confier la vaccination à des individus
qui, entraînés par l'intérêt, exercent une pro-
fession dont ils ne connaissent ni les dangers,
ni les avantages, ni les difficultés, ni les bor-
nes. Ne seront-ils point dignes de mépris, si,
manquant aux devoirs les plus sacrés de l'humanité, ils exercent un art sans avoir les
connaissances requises ? Pourront-ils ensuite
se dire : j'ai fait ce que j'ai pu, s'il ne peuvent
se dire, en même-temps, je savais ce que
je devais faire ?

La vaccine, comme les autres sciences,
demande une étude méditée et suivie ; le champ
qu'elle cultive est trop précieux, et ses résultats
trop importans, pour ne pas voir avec peine
cette utile découverte devenir, entre certaines
mains, un miroir magique, qui loin de trans-
mettre les objets sans altération, les défigure,
et ne présente que de fausses réflexions, aux-
quelles succèdent les plus épaisses ténèbres.

Quand on abuse des meilleures choses, les
plus grands biens deviennent funestes par le
mauvais usage qu'on en fait ; de là vient que
l'esprit humain est peut-être moins retardé
dans sa marche, par le défaut de savoir, que
par l'application vicieuse de ce qu'il sait.

Une aveugle présomption porte certains individus à croire que rien n'est au-dessus de leur génie. Au lieu d'étudier l'ordre de succession des phénomènes, et de rapporter leur affiliation à un principe sûr et certain, ils prétendent les expliquer, en substituant à la vérité, des conceptions qui, quoique ingénieuses, ressemblent à ces ballons remplis d'air, qui ne s'élèvent que par leur défaut de pesanteur.

Quoique les adversaires de la vaccine voient cette découverte fortifiée d'une masse toujours croissante de faits incontestables, néanmoins ils ne cessent de répéter, que les contre-épreuves pratiquées jusqu'ici, ne peuvent encore fournir un argument solide en sa faveur.

Sans avoir égard à cette dénégation, je leur demanderai sur quel principe et sur quelle analogie même elle repose? Quel sera le terme de rigueur, et quelles seront les bases sur lesquelles on pourra le fixer? Comment expliqueront-ils cette préservation constante, ne fût-elle que de quelque mois, sans admettre une vertu préservative? Et s'ils sont forcés de reconnaître qu'elle existe jusqu'au moment actuel, sur quel principe connu, je le répète encore, sur quelle loi de la nature se fonderont-ils, pour prouver qu'elle peut cesser un jour ?

Outre une multitude de faits probatoires, ignorent-ils encore que la vaccine, depuis qu'on l'inocule, souffre, avec non moins d'avantage, une autre genre d'épreuves bien plus multipliées, plus habituelles, et par cela même non moins concluantes ? Ne voient-ils point journellement de milliers de vaccinés vivre dans la communication la plus intime avec des varioleux, sans qu'aucun d'eux ait contracté la petite vérole, et sans qu'ils puissent citer un seul fait authentique contraire à cette assertion.

En conséquence, il serait à désirer que l'expérience et la bonne foi dessillassent les yeux de ces pyrrhoniens, qui, n'étudiant point ce qu'il importe de savoir, ne mettent ni choix, ni plan, ni vue, ni méthode dans leurs décisions, et s'engagent dans un labyrinthe d'hypotèses qui, quoique erronées, sont autant de retranchemens derrière lesquels ils se cachent, pour se couvrir des traits de leurs adversaires; mais la vérité est une; et en médecine, si des principes sont douteux, il faut les assujettir, sans scrupule, à un examen rigoureux; et si l'expérience en découvre évidemment la fausseté, il faut les rejetter comme autant de préjugés pernicieux , et oser braver cette mer d'opinions et de systêmes , qui , grossie de nos jours , par des nouveaux torrens , semble ne paraître et ne s'élever , que pour rompre et sapper les digues de cette découverte , dont les fondemens , néanmoins , seront inébranlables , malgré les assauts continuels de l'ignorance , et le sot orgueuil de ces nouveaux *Erostrates* , qui , pour se faire un nom , sont toujours prêts à incendier le sanctuaire de la vérité.

Mais comme ils pensent qu'il serait désormais imprudent d'attaquer de front sa vertu préservatrice , il en est d'autres qui, afin de distraire , fatiguer , et par suite aliéner l'opinion publique , prétendent qu'en inoculant la vaccine , on peut communiquer d'autres maladies,

Cette objection , qui répend encore dans nos campagnes un effroi général , est aussi absurde qu'hasardée ; la vaccine se porte vers la peau , et toutes les observations concourent à prouver qu'elle n'a d'autre propriété que celle de ce virus particulier, et que l'humeur qu'elle évacue , et qui a déjà subi la coction, n'a d'autre qualité que celle de la maladie même.

Cependant, pour plus grande précaution, on doit éviter en vaccinant de ne point faire sortir du sang du bouton ; parce qu'il ne paraîtrait point impossible qu'une goute de sang ne devînt, par son insertion avec le virus vaccin, une source de contagion étrangère à la vaccine, dans le cas que le sujet sur lequel on puiserait le vaccin, fût lui-même infecté d'un autre vice.

En conséquence, l'humanité réclame qu'on fasse respecter les lois de la nature, et qu'on élève un rempart inexpugnable contre les attaques de ces empiriques, qui cherchent encore à porter, au milieu des familles, la désolation et la mort. La nature, aussi ouvertement outragée, demande aux lois une garantie contre les entreprises funestes de ces individus, qui, en substituant aux déclamations peu raisonnées la rigoureuse analyse de l'expérience, se convaincraient que toutes les objections élevées contre la vaccine, confiées à des yeux éclairés, se détruisent par les faits, et que, dépouillée de tout ce qui lui est étranger, elle est un moyen utile à l'état, et consolant pour le particulier qui l'adopte.

Ensuite, s'il est constant que la petite vérole, même inoculée, donne, sur mille individus,

quarante maladies plus ou moins inquiétantes,
ils devraient sentir que la probabilité de quelque suite, plus ou moins désagréable, prend
un caractère frappant de vérité.

Pour la mettre plus dans tout son jour, il
faut se pénétrer que la petite vérole, après
avoir eu une période incubatoire incertaine,
une éruption orageuse, un cours plus ou moins
anomal, laisse quelquefois, après elle, des dé-
pôts dans les bras, qui se multiplient suivant
la méthode plus ou moins perfectionnée d'ino-
culer ; des abscès dans différentes parties du
corps, des maladies des yeux de toute espèce,
et sur-tout une disposition scrophuleuse, qu'il
est constant qu'elle donne ou reveille dans
plusieurs individus.

Formant très - ordinairement une maladie
éruptive générale, sujette à un double phéno-
mène dépuratif, elle porte singulièrement à
la tête ou sur le visage, au détriment des
formes et au préjudice de la beauté. Exposée,
sur tout, aux influences des constitutions do-
minantes, et se compliquant avec les maladies
épidémiques, elle ne peut être mise en com-
paraison avec la vaccine, qui, constituant une
maladie beaucoup plus locale, sans rien perdre
de la prérogative qu'elle a d'agir sur le système,

détruit radicalement la disposition qu'il a de contracter la petite vérole, sans éruption qui soit dangereuse, sans action directe sur les formes et les avantages extérieurs du corps ; elle n'entraîne aucun de ces évènemens qui font redouter la petite vérole, même inoculée.

Puisque cette dernière est la cause d'un grand nombre de ravages, en étendant la contagion de tout côté, et que l'inoculation de la vaccine met à l'abri de ces dangers, pourquoi ne pas l'adopter exclusivement, quand même ses résultats ne seraient point aussi complets qu'ils ont été reconnus jusqu'à ce jour ?

Pourquoi aussi, par un excès de circonspection blâmable aujourd'hui, des gens de l'art, dont d'ailleurs j'estime infiniment le mérite, veulent-ils user du droit de suspendre leur jugement provisoire, et attendre, avec une coupable impatience, les résultats du temps, et d'une plus longue expérience.

S'il est des cas où l'on doit respecter les lenteurs de la prudence, et craindre les écarts de la précipitation, l'on ne peut, sans une pernicieuse insouciance, négliger de propager une découverte qui a été examinée et discutée au flambeau de l'expérience, et dont les conclusions, dictées par les faits, ne laissent plus aucun prétexte ni à l'incrédulité, ni à la timidité, ni à l'incertitude.

Quand la vaccine, il est vrai, parut sur l'horison des sciences, quoique j'avouasse, avec gratitude, que les inventeurs de cette opération, et ceux qui s'appliquaient à la perfectionner, méritaient d'être rangés au nombre des premiers bienfaiteurs de l'humanité, néanmoins, comme des expériences, pas assez suivies, ne constataient point encore le mérite de la découverte qu'on proposait, je crus et imprimé même, qu'il était de la prudence de suspendre son jugement, et d'attendre dans le silence et le calme de la raison, que des exemples, assez nombreux et assez variés, confirmassent les résultats du temps et de l'expérience.

Mais actuellement, pleinement convaincu de son utilité, j'aime la vaccine, parce que ma pratique m'en a fait connaître l'utilité. Je partagerais pour ses antagonistes les mêmes sentimens, si leurs principes, sur cette saine doctrine, pouvait sympatiser avec ceux de la raison.

En effet, cet heureux fruit du génie observateur remplira de plus en plus les douces espérances qu'il fait concevoir ; puisque en mon particulier, sur deux mille quatre cents enfans , dont l'état numérique réside dans les archives de la Préfecture du département de la Haute-Garonne, et que j'ai vaccinés en 1811 et 1812 , dans les cantons de Verfeil , Montastruc , Villemur et Fronton, il ma convaincu:

1.º Que régulièrement la vaccine est par elle-même sans danger , puisqu'elle ne produit aucune affection sérieuse , et qu'au contraire je l'ai vue opérer un changement avantageux dans une constitution cacochyme de deux enfans , qui , depuis leur naissance , traînaient une pénible existence.

2.º Qu'elle n'est point naturelle à l'homme.

3.º Qu'elle est le seul préservatif de la petite vérole. C'est ainsi qu'en 1811 j'ai vacciné dans la commune de Roqueserière , au milieu d'une épidémie variolique , cinquante-huit individus, qui en partie réinoculés de la petite vérole , et tous exposés à la contagion , n'ont point contracté cette maladie.

4.º Qu'elle ne réussit point deux fois sur le même individu.

5.º Qu'elle n'est point ni épidémique , ni contagieuse.

6.º Que son efficacité est insuffisante sur des sujets qui auraient déjà contracté le germe de la petite vérole.

7.° Qu'elle peut , avec la petite vérole , exister en même-temps sur le même individu.

8.° Qu'elle produit souvent des résultats différens ; dans les uns , elle se borne à une éruption locale ; dans d'autres , elle en procure une générale , à la surface du corps.

9.° Qu'elle est également praticable et exempte d'accidens , quel que soit l'âge des sujets qu'on y soumet.

10.° Que l'aréole , que l'on considère comme signe certain de la vraie vaccine , peut ne pas être considéré comme tel , puisque je ne l'ai point vu sur plusieurs individus d'une consti-tution , à la vérité molle et pituiteuse , et qui néanmoins ont été mis à l'abri de la petite vérole , par les expériences que j'ai faites publi-quement sur plusieurs individus , et notamment sur les enfans de *Bila* , habitant des Com-payrous , hameau de Paulhac.

11.° Que le développement de la tumeur , qui parait, pour l'ordinaire , du septième au huitième jour , a eu lieu, chez certains , sans aucun mouvement fébrile , et chez d'autres , avec une grande chaleur à la peau , accom-pagnée de lassitude , mal à la tête , et quelque-fois d'un engorgement dans les glandes axillaires.

Mais pourquoi sur deux individus qui auront

puisé au même vaccin , obtiendra-t-on dans
l'un une vaccine vraie., et dans l'autre une
vaccine bâtarde ou dégénérée ?

Pourquoi, dans le même individu, après
s'être montrée sous l'aspect d'une vaccine
bâtarde, prend elle dans une autre opération
le caractère de la vraie ?

Et enfin , quelles sont strictement les causes
productrices de la vaccine bâtarde ?

C'est ici, qu'en respectant les lenteurs de
la prudence, je verrai qu'une épreuve infail-
lible , et contre laquelle la vérité seule à le
droit de prévaloir, celle du temps, est seule
dans le cas de me donner les lumières qui me
sont nécessaires, pour pouvoir prononcer.

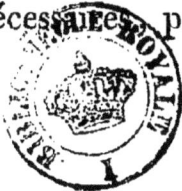

F I N.

www.ingramcontent.com/pod-product-compliance
Lightning Source LLC
Chambersburg PA
CBHW060501200326
41520CB00017B/4873